BEI GRIN MACHT SICH IHR
WISSEN BEZAHLT

AF137672

- Wir veröffentlichen Ihre Hausarbeit,
  Bachelor- und Masterarbeit

- Ihr eigenes eBook und Buch -
  weltweit in allen wichtigen Shops

- Verdienen Sie an jedem Verkauf

Jetzt bei www.GRIN.com hochladen
und kostenlos publizieren

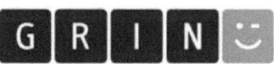

Grit Herrmann

Formen und Bedeutung von Aggressionen zwischen Lehrern und Schülern für die Bewältigung jugendspezifischer Aufgaben

GRIN Verlag

Bibliografische Information der Deutschen Nationalbibliothek:

Die Deutsche Bibliothek verzeichnet diese Publikation in der Deutschen National-
bibliografie; detaillierte bibliografische Daten sind im Internet über http://dnb.d-
nb.de/ abrufbar.

Impressum:

Copyright © 2001 GRIN Verlag GmbH
Druck und Bindung: Books on Demand GmbH, Norderstedt Germany
ISBN: 978-3-640-12337-7

Dieses Buch bei GRIN:

http://www.grin.com/de/e-book/111202/formen-und-bedeutung-von-aggressionen-
zwischen-lehrern-und-schuelern-fuer

GRIN - Your knowledge has value

Der GRIN Verlag publiziert seit 1998 wissenschaftliche Arbeiten von Studenten, Hochschullehrern und anderen Akademikern als eBook und gedrucktes Buch. Die Verlagswebsite www.grin.com ist die ideale Plattform zur Veröffentlichung von Hausarbeiten, Abschlussarbeiten, wissenschaftlichen Aufsätzen, Dissertationen und Fachbüchern.

Besuchen Sie uns im Internet:

http://www.grin.com/

http://www.facebook.com/grincom

http://www.twitter.com/grin_com

Hochschule Magdeburg / Stendal (FH)

Fachbereich Sozial- und Gesundheitswesen
Studiengang: Gesundheitsförderung und –management

Seminar:
Psychologie des Jugendalters
Lernbereich:
Psychologie von Gesundheit
SS 2001

Thema:

Formen und Bedeutung von Aggressionen zwischen Lehrern und Schülern für die Bewältigung jugendspezifischer Entwicklungsaufgaben

Grit Herrmann
3. Semester

Inhaltsverzeichnis:

Einleitung: 3

1.Die Bedeutung von Schule und die Rolle von Lehrern   im Jugendalter   5

2. Definitionen und Formen von Aggression und Gewalt   8

3. Die Entwicklungsaufgaben im Jugendalter   10

4. Erscheinungsformen von und Einflussfaktoren auf die Aggressions- und

Gewaltbereitschaft bei Lehrern und Schülern   13

5. Aggressionen und Gewalt in der Schule – Funktionen in der

Identitätsentwicklung im Jugendalter   23

Literaturverzeichnis   25

Einleitung:

Nur manchmal, während wir so

schmerzhaft reifen,

dass wir an diesem beinah sterben,

dann

formt sich aus allem, was wir nicht

begreifen,

ein Angesicht und sieht uns

strahlend an.

Rainer Maria Rilke

Für Jugendliche ist die Schule ein wichtiger Lebensbereich, der den gesamten Alltag strukturiert. Die unterschiedlichen Erfahrungen, die in der Schule gemacht werden, beeinflussen die Entwicklung des heranwachsenden Menschen.

Verschärfte soziale Selektion und zunehmende Leistungserwartung haben die Beziehungen zwischen Lehrern und Schülern in den vergangenen Jahren verändert.

Gewalt an Schulen war immer öfter in den letzten Jahren das Thema in den Medien. Besonders dramatisch, im Jahre 1999, als ein Schüler in Meißen eine Lehrerin ermordete. Oder auch in Bayern, wo Schüler gegen Lehrer Mordpläne schmiedeten.

Immer dann, wenn Aggressionen in der Schule zur Sprache kommen, ist von den Schülern die Rede, von Jugendlichen, die brutaler, roher und gewaltbereiter werden.

Die Gewalt von Seiten der Lehrer wird fast immer ausgeklammert. Hier gibt es eine moralische Schranke, denn die Zeiten, wo der Lehrer auf Schüler einprügelte, scheinen vorbei zu sein.

Im Besonderen werde ich mich in meinen Ausführungen auf die Jahre nach 1990 beziehen. Im Gegensatz zu den Querschnittsdaten sind Längsschnittstudien, die Auskünfte über einen Zeitraum hinweg geben, für die Betrachtung der Persönlichkeitsentwicklung eine wichtigere Quelle. Entwicklungsverläufe und die Rolle der Umwelt für die Persönlichkeit können besser erkannt werden. Jedoch sind Längsschnittstudien sehr schwer durchzuführen, zeitaufwendig und mit erheblichen Kosten verbunden. Es werden aus diesem Grund auch Daten aus Längsschnittstudien der 70er und 80er Jahre einfließen.

Am Anfang wird auf die Bedeutung von Schule und Lehrerverhalten für Schüler der Oberstufe Bezug genommen, im Anschluss daran, die Begriffe und Zustände von Aggressionen und Gewalt näher erklärt. Welche Entwicklungsaufgaben im Jugendalter im Vordergrund stehen, welche Entwicklungstheorien aufgestellt worden sind, soll im dritten Abschnitt behandelt werden. Danach wird auf vorliegende empirische Daten zu Aggression bzw. Gewalt zwischen Lehrern und Schülern genauer eingegangen, um dann am Schluss einen Ausblick auf eine mögliche Identitätsentwicklung zu geben.

1.Die Bedeutung von Schule und die Rolle von Lehrern im Jugendalter

Seit Beginn der 90er Jahre hat das Bildungswesen in Deutschland eine anhaltende Expansion der Schulform Gymnasium und eine anhaltende Schrumpfung der Schulform Hauptschule erfahren. In allen Bundesländern herrscht eine verstärkte Nachfrage nach anspruchsvollen Bildungsgängen (vgl. Nickel, H u.a., 1993: 254).

„Die Schule beeinflusst die Entwicklung der heranwachsenden Generation und hilft somit den Fortbestand von Gesellschaft und Kultur zu sichern" (Fend 1991: 33).

Sie ist ein Ort für den Erwerb von Wissen und Fähigkeiten, sozialer Verantwortlichkeiten, der Produktion von Leistungen und der Auseinandersetzung mit Erfolg und Misserfolg.

Fend errechnete, dass die Lebensphase der Kindheit und Jugendzeit mindestens 20000 Unterrichtsstunden umfasst. Ein langer Zeitraum also, der den gesamten Alltag des Jugendlichen strukturiert.

Hier sammeln Schüler Erfahrungen, bekommen über Jahre Informationen über sich selber, was sie können oder nicht können. Somit hat Schule einen erheblichen Einfluss auf die Persönlichkeitsentwicklung des Jugendlichen. Das Selbst der Person steht im Mittelpunkt; wird bewertet. Es entsteht ein Konflikt zwischen dem Bedürfnis des Jugendlichen nach positiver Selbsteinschätzung und den sozialen Anforderungen. „Die Erfolgreichen in der Schule leben auf Kosten der weniger Erfolgreichen. Das fördert eine Konkurrenzhaltung, ja es unterminiert eine humane Charakterbildung. Positive Hilfeimpulse werden selektiv ausgeschaltet, individueller Ehrgeiz wird selektiv gestärkt" (Pekrun 1991: 18).

Die Schule bestimmt den weiteren Lebensweg, die Ausbildungs- und Berufschancen.
Die Leistungen der Schüler werden zum Dreh- und Angelpunkt in der Schule, zumal die Bewertung dieser, in den letzten Jahren aufgrund von Lehrstellenmangel oder schlechter Arbeitsmarktlage allgemein, immer wichtiger geworden ist.

Ähnliche Gesichtspunkte griffen auch Heitmeyer u.a. (1999: 48) auf. Sie nehmen an, dass Schule eine Selektionsfunktion besitzt und individuelle Belastungen, wie Versagen etc.

erzeugt. Dazu kommt eine gesellschaftliche Qualifikationsfunktion, die für Jeden Gefühle der Sinnlosigkeit und Erschöpfung auslösen, weil berufliche Verwirklichung zum Problem geworden ist. Schule hat eine soziale Integrationsfunktion und produziert Orientierungsprobleme aufgrund der Abnahme gemeinsam geteilter Wert- und Normverständnisse.

Zugleich bieten Schulen den Jugendlichen einen Erfahrungsraum innerhalb Gleichaltriger (Peergroups). Der Gruppe der Gleichaltrigen kommen in der Schule vielfältige Funktionen zu, vor allem um sich untereinander zu vergleichen, eine gewisse Zugehörigkeit zu erleben, Freundschaften einzugehen, gemeinsam zu arbeiten oder Auseinandersetzungen zu bestehen. Wichtig also, für die soziale Entwicklung des Jugendlichen.

Die Frage ist, ob Schule die verschiedenen Anforderungen erfüllen kann In der Öffentlichkeit jedenfalls, gibt es immer mehr Kritik gegen alle Bereiche des Schulwesens, über den Inhalt der vermittelten Lerninhalte, die Art und Weise, wie Leistungen gefordert werden, oder wie Lehrer und Schüler miteinander umgehen. In einem Artikel des „Spiegels" der September – Ausgabe von 1993 ist folgendes zu lesen: „Schulfabriken bieten kaum noch Identifikationschancen und selektieren nach den Regeln der Wettbewerbsgesellschaft jeden aus, der sich nicht anpassen kann oder will."

Die Institution Schule ist eine Stätte der Erziehung und Bildung, die aufgrund der jeweiligen Landesverfassung und der Schulgesetze, Schüler zu mündigen Menschen heranzuziehen hat. Schule ist aber auch immer ein Feld vieler Spannungen, denn es müssen die Erwartungen und Ansprüche aller Beteiligten, sowohl der Schüler, der Lehrer, der Eltern, der Schulleiter und der Gesellschaft unter einen Hut gebracht werden.

Das Schulrecht setzt den Rahmen für die Tätigkeit der Lehrer, in dem sie einen genügend großen Handlungsspielraum haben. Im Dienstbereich wirkt der Lehrer, der entweder in einem Angestellten- oder Beamtenverhältnis steht, nicht als Bürger, sondern als Amtswalter. Das bedeutet, er hat sich sowohl innerhalb als auch außerhalb seiner Dienstzeit so zu verhalten, dass er der Achtung und dem Vertrauen gerecht wird, wie es sein Beruf erfordert.
Ein wichtiger Bestandteil der pädagogischen Freiheit eines Lehrers ist die Beurteilung der Leistungen der Schüler, die fachlich angemessen und gerecht vollzogen werden soll.

Zugleich haben Schüler einen Beratungs- und Informationsanspruch, der auch eine Begründungspflicht mit einschließt (beispielsweise bei Leistungsbeurteilungen). Lehrer sind zur Amtverschwiegenheit verpflichtet, die auch nach Beendigung des Arbeitsverhältnisses fortbesteht.

Die Lehrer stellen Vorbilder dar, die wichtige Personen sind, um die Schüler zu verantwortungsbewussten, ordentlichen jungen Menschen zu erziehen. Sie sollten Alle gleich behandeln, sich sachlich – distanziert verhalten, dennoch einen persönlichen Bezug zu den Lernenden aufbauen, sich selbst in den Unterricht mit einbringen, aber keine eigenen Gefühle und Stimmungen erkennen lassen. Eine schwierige und bedeutungsvolle Aufgabe, vor die Lehrer gestellt werden.

Bereits Ende der 30er Jahre konnte der Sozialpsychologe Kurt Lewin in experimentellen Untersuchungen nachweisen, dass sich das Verhalten von Teilnehmern in Freizeit – Gruppen in bedeutender Weise, zusammen den vorher nach bestimmten Kriterien festgelegten Verhaltensweisen der Gruppenleiter, veränderte. Die Einstellungsänderungen vollzogen sich unabhängig von der Person der Gruppenleiter und waren primär auf die von ihnen angegebenen Führungsstile zurückzuführen (u.a. Nickel, H. 1993: 215).

Die Lehrer sind erwachsene, gefestigte Persönlichkeiten und haben einen Wissensvorsprung den Schülern gegenüber. Die Schule ist Pflicht ferner notwendig für das spätere Leben. Folglich wird von den Jugendlichen ein bestimmtes Verhalten, wie Aufmerksamkeit oder Disziplin, gefordert und auch durchgesetzt, wenn notwendig, gegen ihren Willen. Die Schüler müssen die Lehrer aufgrund fachlicher und sozialer Kompetenzen anerkennen, ebenso angesichts institutioneller Regelungen oder aus Angst vor Strafe und schlechter Beurteilung.

2. Definitionen und Formen von Aggression und Gewalt

Die Begriffe Aggression und Gewalt werden allzu oft einander ausgetauscht, was auch bei empirischen Studien anzutreffen ist. Die Ermessensspielräume sind ziemlich weit und vermutlich von den jeweiligen gesellschaftlichen Einflüssen abhängig. Von wissenschaftlicher Tradition her, ist der Aggressionsbegriff dem Gewaltbegriff übergeordnet.

Das Wort Aggression, aus dem Lateinischen „aggredi" bedeutet etwa herangehen oder auch in Angriff nehmen. Das Ziel ist eine Handlung, die eine Schädigung oder Verletzung bewirken soll. Sie kann physisch oder verbal, direkt oder indirekt erfolgen.

Es gibt aber noch weitere Formen von Aggressionen zu unterscheiden. Expressive Aggressionen drücken Wut und Ärger aus, feindselige Aggressionen sind auf Schmerz und Schaden des Opfers ausgerichtet, spontane Aggressionen finden ohne äußere Auslöser statt, reaktive Aggressionen verstehen sich als Reaktion auf etwas oder jemanden, offene Aggressionen sind sichtbar, spürbar, körperlich oder verbal. Auf Befehle eines anderen erfolgen befohlene Aggressionen. Unter nach außen gerichteten Aggressionen versteht man Handlungen gegen Menschen oder Sachen, wie Beleidigungen, Spott und Gewalt. Nach innen gerichtete Aggressionen werden gegen die Person selbst gerichtet, die im Alkohol-, Tabletten- oder Drogenmissbrauch sichtbar werden. Zum Schluss wären noch instrumentelle Aggressionen zu nennen, die zur Lösung von Problemen herangezogen werden.

Die Gewalt ist eine zielgerichtete, sozial als illegal beurteilte körperliche Einwirkung auf einen Menschen, die zu einer physischen, psychischen oder sozialen Schädigung führt. Man könnte auch sagen, Gewalt ist eine körperliche Aggression mittels physischer Stärke.

Die Gewaltbereitschaft ist dabei keine feststehende Größe in der Lebensgeschichte eines Menschen, sondern wird durch eigenes Erleben von Gewalt und/oder durch indirekte Erfahrung erlernt. Ähnlich wie bei den Aggressionen können hier vielfältige Zustände unterschieden werden. Anzuführen wäre die kollektive Gewalt, die von einer Gruppe von Menschen ausgeht, oder auch individuelle Gewalt, die von einer Einzelperson ausgeübt wird. Weiterhin personale Gewalt, die von einer Person unternommen wird und institutionelle Gewalt, welche durch Institutionen selbst oder durch Personen innerhalb der Institution ausgeübt wird.

Eng im Zusammenhang mit den bereits erklärten Begriffen, steht die Definition des Wortes Konflikt, was ich an dieser Stelle kurz anreißen möchte. Die Gewalt hat meist etwas mit dem Austragen von Konflikten zu tun. Es gibt zwei oder mehrere Parteien, die sich gegenüber stehen (Gegner), die inhaltlich verschiedene Positionen einnehmen, wobei das Verhalten der einen Partei Konsequenzen für das Verhalten der anderen Partei nach sich zieht (vgl. Neubauer 1992: 6). Die Möglichkeit, dass zwischenmenschliche Konflikte auftreten und sich dann unter Umständen ausweiten, ist besonders gegeben, wenn der private Spielraum eingeschränkt ist.

Die Institution Schule ist dafür ein Paradebeispiel. Durch räumliche Verhältnisse, sprich zu enger Klassenraum oder steigende Klassenzahlen, durch wenig Handlungsspielraum der beteiligten Parteien, gebunden an Normen und Richtlinien sowie dem ungleichen Machtgefälle können häufiger Konflikte entstehen, die dann, wenn nicht der Versuch einer kooperativen Entscheidung unternommen wird, schnell eskalieren.

3. Die Entwicklungsaufgaben im Jugendalter

Generell kann man das Jugendalter als Lebensphase zwischen Kindheit und Erwachsenenalter einordnen, die mit dem Aufgeben von Privilegien (Versorgtwerden, Abhängigkeit), andererseits mit dem Erwerb von Kompetenz und Selbstständigkeit (Erwachsenenvorrecht, Konsumfreiheit) verbunden ist. Die Gestaltung dieses Lebensabschnittes ist abhängig von Erfahrungen biologischer, sozialer und intellektueller Veränderung.

Doch wegen der langen Dauer des Jugendalters, wurde diese Phase von verschiedenen Wissenschaftlern in weitere Abschnitte unterteilt (vgl. Oerter & Montana, 1995).

Freud maß der Jugendzeit relativ wenig Gewicht bei, er verstand das Jugendalter nur auf der Basis vorhandener libidinöser Fixierungen, Konflikte und Formen der Abwehr. Eine genitale Phase, dessen erstes Stadium im Alter zwischen 11 und 14 Jahren erreicht wird, wiederbelebt frühkindliche Formen des Lustgewinns. Ein zweites Stadium, im Alter zwischen 14 und 20 Jahren, entwickelt heterosexuelle Beziehungen und reifere Formen des genitalen Lustgewinns. Erikson fügte den Begriff des Moratoriums ein, eine Aufschubperiode, die dem Jugendlichen zugebilligt oder aufgezwungen wird, wenn er noch nicht bereit ist, eine erwachsene Verpflichtung oder Bindung zu übernehmen. Jugendliche im Moratorium sind meist provokativ und verspielt.

Neuere Abhandlungen gliedern die Jugendzeit in folgende sechs Abschnitte. Die Vorpubertät (10. -12. Lebensjahr), eine Zeitspanne zwischen Kindheit und dem Auftreten erster sekundärer Geschlechtsmerkmale, das Jugendalter (11. -18. Lebensjahr), Adoleszenz (11. -21. Lebensjahr), Transeszenz (11. /12. -14. Lebensjahr), dem Übergang von der Kindheit in die frühe Adoleszenz, frühe Adoleszenz (14. -18. Lebensjahr), späte Adoleszenz (18. -21. Lebensjahr) und frühes Erwachsenenalter (21. -26. Lebensjahr). Einige kurze Erläuterungen zur Bedeutung des Wortes Adoleszenz. Es stammt aus dem Lateinischen, abgeleitet von „adolescera", was soviel wie Erwachsen werden bedeutet. Angewendet wird es vor allem, um die psychische Entwicklung im Jugendalter zu bezeichnen.

Entwicklungsaufgaben beschreiben vorgegebene Erwartungen und Ansprüche, denen sich die Jugendlichen zu stellen haben.

Von Havighurst (1948) wurden diese Aufgaben als Lernaufgaben verstanden, die sich durch die Spannung zwischen gesellschaftlichen Anforderungen und individuellen Bedürfnissen herauskristallisieren, und deren Meisterung zum Erwerb von Fertigkeiten und Kompetenzen führt, die zur konstruktiven und zufriedenstellenden Bewältigung des Lebens führen.

Die Bewältigung der Entwicklungsaufgaben ist an keine feste Altersgrenze gebunden. Genauso sieht es mit der Verpflichtung zur Erfüllung aus. Manche Aufgaben sind als Vorschläge oder Empfehlungen zu verstehen, andere sind Ansprüche, die erfüllt werden müssen. Nicht alle Aufgaben sind vorgegeben, ein weiterer Anteil sind persönliche Ziele und Absichten. Somit strukturieren Entwicklungsaufgaben die gesamte Biographie eines Jugendlichen (vgl. Oerter & Montada, 1993).

Ausgangspunkte für notwendige Entwicklungsaufgaben sind physische Reifungsprozesse. Körpergröße, Proportionen und Geschlechtsmerkmale verändern sich während der Jugendzeit, ein Wachstumsschub setzt bei Jungen zwischen dem 14. /15. Lebensjahr, bei Mädchen zwei Jahre früher ein. Die Körperteile wachsen nicht alle synchron, es fallen überproportional große Gelenke und Hände auf, ungeschickte Bewegungen sind zu beobachten, ein Wachstum der Geschlechtsorgane und äußeren Geschlechtsmerkmale erfolgt.

Einige bedeutende Entwicklungsaufgaben sind beispielsweise der Aufbau von neuen reiferen Beziehungen zu Altersgenossen beiderlei Geschlechts, die Übernahme der weiblichen oder männlichen Geschlechtsrolle, das Akzeptieren der eigenen körperlichen Erscheinung und effektive Nutzung des Körpers, die emotionale Unabhängigkeit von den Eltern und von anderen Erwachsenen, die Vorbereitung auf Ehe und Familienleben und die Vorbereitung auf eine berufliche Laufbahn. Diese Prozesse führen auch immer wieder zu abweichenden Verhalten und zu Normverletzungen. Manche Auffälligkeiten lassen sich allerdings eher als Umstände zur Problembewältigung verstehen, um wieder zu stabilen Handlungsorientierungen zu gelangen. Kritischer könnte es dann werden, wenn der Person, mit den Strategien, die ihr aktuell zur Verfügung stehen, eine Bewältigung nicht möglich ist.

Jugendliche müssen bestimmte Charaktere ausbilden, moralische Vorstellungen erlangen, sozusagen eine Grundeinstellung, eine Weltanschauung, eine Ideologie entwickeln.
Havighurst geht davon aus, dass es innerhalb des Lebens bestimmte Zeitabschnitte gibt, die für die Erledigung gewisser Aufgaben besonders geeignet sind.

Das bedeutet aber nicht, dass es später keine Möglichkeit mehr gibt, diese Pflichten zu erledigen. Nur ist dann aber eine durchaus höhere Anstrengung notwendig. Zusätzlich unterscheidet Havighurst zwischen Aufgaben, die zeitlich abgeschlossen sind, und anderen, die sich stufenweise über mehrere Etappen des Lebens erstrecken. Die erfolgreiche Bewältigung oder das Versagen führt zu Glück, Erfolg und Anerkennung oder Unglück und Ablehnung durch die Gesellschaft. Dies kann sich entsprechend positiv aber auch negativ für die Bewältigung weiterer Entwicklungsaufgaben auswirken. Um auf die Ausführungen von Havighurst zurückzugreifen, müssen für heutige Jugendliche noch einige wichtige Aspekte hinzugefügt werden. Wie schon damals, in den 30er und 40er Jahren, sind soziale Werte und gewissenhaftes Handeln eingegliederte Entwicklungsaufgaben. Hinzuzufügen wären noch Partnerbeziehungen, Selbsterkenntnis und Zukunftsplanung.

Piaget stellte fest, dass mit dem Durchlaufen der Adoleszenz eine weitere qualitative Veränderung im Bezug auf die intellektuellen Fähigkeiten erreicht wird. Die Motivation ist dabei ein wichtiger Faktor für die Entwicklung der Intelligenz. Da die oben genannten Entwicklungsaufgaben sehr energieaufwendig sind, beeinflussen sie auch die Motivation, sodass selbst gute Schüler in dieser Zeit nicht ausreichend auf ihre kognitiven Fähigkeiten zurückgreifen können.

Heutzutage kann man beobachten, dass das Jugendalter einen immer längeren Zeitraum einnimmt, das Erwachsen werden weiter hinaus geschoben wird. Als ein wichtiger Grund ist die Ausdehnung von Ausbildungszeiten zu nennen, wobei schulische und soziale Erfahrungen mit Gleichaltrigen mehr an Bedeutung erlangen. Schule umfasst einen ausgedehnteren Lebensabschnitt und wird für die Lebensplanung entscheidender. Im Vordergrund rückt dabei die Stabilisierung der Persönlichkeit, ihrer Handlungskompetenzen, ihrer Selbstständigkeit und Selbstverantwortung, sowie die Befähigung zur Eingehung selbstgewählter sozialer Beziehungen (vgl. Fend 1997: 47).

Die individuelle Entwicklung des Jugendlichen ist heute weniger starr als früher, die Anpassung an veränderte Anforderungen wird immer wichtiger. Alles wird weniger planbar. Identitätsfindung kann im Jugendalter sehr unterschiedlich sein, es gibt viele verschiedene Wege, die es gilt auszuprobieren, die die verschiedensten Ergebnisse bringen. In der heutigen Zeit wird nicht mehr so stark nach Garantien für ein sicheres Identitätsgehäuse gesucht, sondern ein Prozess, im Alltag ein „Gefühl von Identität" (sense of identity) erzeugt.

4. Erscheinungsformen von und Einflussfaktoren auf die Aggressions- und Gewaltbereitschaft bei Lehrern und Schülern

Öffentliche Diskussionen stützen sich meist auf jugendliche Gewalttäter und dementsprechend sind nachfolgende Studien fast ausschließlich auf sie bezogen. Größtenteils ist das Thema Lehrergewalt nur als Randbewertung in anderen Untersuchungen zu finden. Infolgedessen werde ich mich in größerem Umfang mit den Aggressions- und Gewalthandlungen der Lehrer gegenüber Schülern auseinandersetzen.

Schwierig ist es, wie vorangegangen schon angemerkt, entsprechende Daten auszuwerten, weil die Wortbedeutungen von Aggression und Gewalt ziemlich unterschiedlich ausgelegt werden. Fast immer geht es um schriftliche Befragungen, Fallstudien sind die Seltenheit. Kurz um, inzwischen gibt es Daten, aber wenig Erklärung dazu.

In Deutschland waren es vor allem Anne – Marie und Reinhard Tausch und deren Mitarbeiter, die in den 60er Jahren wesentliche Merkmale des Lehrer- und Schülerverhaltens im realen Schulunterricht untersuchten. Aus diesen Daten geht hervor, dass viele Lehrer sich im Unterricht nicht so verhalten, wie es nach pädagogischen Gesichtspunkten angemessen wäre. Speziell zeigten sie eine Fülle an „strafendem, emotional ablehnenden und lenkend – dirigistischem Verhalten". Das wiederum ruft bei den Schülern Gefühle von Angst hervor, und trägt somit zu einer verminderten Lern- und Leistungsfähigkeit bei (vgl. Nickel, H. u.a. 1993: 215).

Das Thema Angst wurde dann in den 70er Jahren erstmalig in den USA im Zusammenhang mit Schule untersucht. Angstskalen, die aus dem Amerikanischen ins Deutsche übertragen wurden, konnten später in Arbeiten von Nickel und Schlüter, die Beziehung zu bestimmten Persönlichkeitsmerkmalen des jeweiligen Klassenlehrers erfassen.

Lüdtke publizierte 1973 eine repräsentative Befragung zur Einstellung von Schülern zu den Lehrern (vgl. Hornstein, 1981). Über 50% gebrauchten zur Beschreibung der Lehrer stereotype Prädikate der Ablehnung, nur 30% Prädikate der Zuwendung. Diese negative Einstellung verfestigt sich mit steigendem Alter.

Neuere Untersuchungen stammen von einer Schulleiterbefragung in Hessen und Sachsen 1993/94, sowie nachfolgende Untersuchungen in den Bundesländern Baden – Württemberg und Thüringen, von Forschungsgruppen der TU Dresden und der Universität Bielefeld zum Ausmaß und Ursachen von Aggression und Gewalt an Schulen. Als zweite Stufe schloss sich 1995 ein Parallelprojekt mit dem Schwerpunkt einer vergleichenden Schüler- und Lehrerbefragung an. Es wurden deshalb Ende 1995, Anfang 1996 3147 Schüler und 311 Lehrer in Sachsen sowie 3540 Schüler und 448 Lehrer in Hessen in den Jahrgangsstufen 6, 8, 9 und 10 in Haupt-, Sonder- und Förderschulen befragt (vgl. Holtappels u.a. 1999: 101 ff.). Überraschend die hohen Zahlen, der wahrgenommenen Aggressionen von Lehrern gegenüber Schülern, das sowohl subtile, z.b. vor der Klasse bloßstellen oder blamieren, als auch manifeste Aggression, z.b. handgreiflich werden, betrifft. Subtile Formen, nahmen 50 – 70%, physische Formen 23 – 29 % der Schüler war.

Hinzufügend zu den Befragungen in Baden – Württemberg, fand im Wintersemester 1993/94 eine Vortragsreihe an der Pädagogischen Hochschule Heidelberg statt, an der u.a. zwei Schülerinnen der 12. und 13. Klasse von Gymnasium Neckargemünd teilnahmen. Sie berichteten von ihrer Projektgruppe mit Wahlfach Psychologie, die sich mit dem Thema Gewalt an Schulen beschäftigte. In Interviews mit Lehrern, Schülern und Rektoren der Grund-, Haupt- und Förderschulen Neckargemünd, ebenfalls der Internationalen Gesamtschule Heidelberg und der Waldorfschule in Wieblingen kamen sie zu folgendem Ergebnis. Schüler erfahren seitens der Lehrer Gewalt aufgrund von Anschreien im Unterricht, der Strenge im Unterricht allgemein, der Erledigung von Strafarbeiten, der Bestrafung der ganzen Klasse bei Unterrichtsstörungen durch Einzelne, von Drohungen, von Beleidigungen, dem Bloßstellen vor der Klasse und der zu harten Notengebung. Diese Form der „strukturellen Gewalt" wird aber von den Rektoren abgestritten, mit dem Hinweis darauf, dass wir in einer Leistungsgesellschaft leben. Lehrer hingegen suchen die Ursache im familiären Umfeld und streiten Gewalthandlungen ihrerseits ab, bzw. nehmen sie nicht wahr (vgl. Wölfling 1994: 411 ff.). Festzuhalten sind die gestörten Rückmeldeprozesse, denn Lehrer sind nur schwer in der Lage wahrzunehmen, wie ihr Verhalten auf Schüle wirkt. Demzufolge können sie ihr Verhalten auch nicht mehr korrigieren, die Wahrnehmung ist verzerrt.

Noch etwas aktueller, beschäftigte sich der „Stern" mit Lehrer – Schüler – Interaktionen. In dem Artikel kam eine Schulpsychologin zu Wort. Sie hatte für eine Studie zum Lernklima verbale Angriffe gesammelt, die Lehrer beim Unterricht gegen Schüler führten. Eine Auswahl: „Du blonde Schlampe", „Hure", „Schwuler", „asozialer Krüppel", „Ihr seid ja behindert, gestört, blöd, bescheuert.", „Ein Dreckskind, das es nicht verdient, auf der Welt zu sein." (vgl. Schmitt, 1999: 22). Nach Angaben von Schmitt, wurden im Jahr 1998, in Baden – Württemberg, 120 Disziplinarverfahren gegen Pädagogen eingeleitet, die von Beleidigung über sexuelle Nötigung bis hin zu Körperverletzung reichten.

Warum verhalten sich Lehrer im Unterricht nicht immer so, wie es ihnen durch ihre Ausbildung hätte vermittelt werden müssen? Lehrer sind besonders stark beansprucht, heißt es. Es gibt viele Studien zu den Belastungen im Lehrer – Beruf.

Ulich untersuchte das alltägliche berufliche Erfahrungs- und Belastungsfeld des Lehrers 1994/95 näher. In Form von offenen, problemzentrierten Interviews, mit 9 Lehrern und 11 Lehrerinnen (3 Grundschullehrer, 4 Sonderschullehrer, 4 Hauptschullehrer, 3 Realschullehrer, 3 Gymnasiallehrer, 3 Lehrer an einer Berufsschule). Der Durchschnitt des Dienstalters lag bei 15 Berufsjahren (vgl. Ulich 1996: 12 ff.). Quantitativ stellten sich vier Hauptbelastungsfaktoren im Lehrerberuf heraus. An erster Stelle stehen die Schwierigkeiten mit Schülern (Leistungs- und Verhaltensprobleme), an zweiter Belastungen durch Korrekturen (Korrekturarbeit und Notengebung), an dritter Stelle Probleme durch Eltern (Erwartungen und Ansprüche), in geringem Maß und an vierter Stelle genannt Verwaltungsarbeit, Klassenstärke, Probleme mit Kollegen und Doppelbelastung durch Beruf und Haushalt. Der an letzter Stelle genannte Punkt muss wohl damit in Zusammenhang gebracht werden, dass unter allen hauptberuflichen Lehrkräften meist Frauen zu finden sind. Aufgrund noch vorherrschender Rollenklischees und geschlechtsspezifischer Arbeitsteilung, sind diese Frauen aber äußerst selten in Führungspositionen zu finden.

Bei einer Befragung von Tönnies (1986), von über 300 Lehrer verschiedener Schularten mit standardisiertem Verfahren (vgl. Ulich 1996: 75), gaben an, dass 85% der Ansicht sind, dass manche Unterrichtsstunden ganz anders laufen müssten. 76% der Lehrer empfanden den Unterricht als anstrengend, 54% sahen keine Möglichkeit bestimmte Schüler für den Unterricht zu begeistern und 51% hatten in ihren Klassen Schüler, die sie maßlos reizten.

Schaarschmidt, ein Psychologieprofessor der Universität Potsdam, schlussfolgert: „Wie stressgeplagt ein Pädagoge ist, erklärt sich zu einem Teil aus der objektiven Belastung, zum anderen aus den persönlichen Ressourcen, auf die Lehrerinnen und Lehrer bei der Bewältigung ihrer beruflichen Anforderungen zurückgreifen können" (Schmitt 1999: 22). Er machte auch 4 Grundtypen unter den Lehrern aus. Da wäre als erster der Typ G, der sich durch hohen beruflichen Ehrgeiz auszeichnet, Probleme offen angeht. Der keine Tendenz zur Resignation zeigt, in der Lage ist auch mal abzugrenzen und mit dem Leben zufrieden ist. Von den Schülern wird er womöglich als „cool" bezeichnet. Typ S hat wenig Ehrgeiz, Perfektionsstreben und Verausgabung, versucht genügend Abstand zum Job zu halten, hat ein positives Lebensgefühl und ist phlegmatisch. Risikotyp A versucht sich sehr zu engagieren, strebt Perfektion an, verausgabt sich und resigniert schnell. Niedrige Werte sind bei Distanzierung, innere Ruhe und Lebenszufriedenheit zu finden, hohe hingegen bei Motivation, Sensibilität und Ausgebrannt sein. Als viertes, den Risikotyp B, der in geringer Ausprägung Ehrgeiz, Einsatzbereitschaft, Problembewältigung, Distanzierungsfähigkeit und Wohlbefinden besitzt. B ist am häufigsten krank, fühlt sich allein gelassen und entwickelt oft eine Aversion gegen Schüler. Analoge Einordnungen nahm auch schon Fend (1977) vor.

In einer Längsschnittuntersuchung von Kuliga und Schwarz (1986) wurde bei einer Stichprobe von Berliner Schülern der 5. und 6. Klassen (N=808, Alter 10-12 Jahre), schülerperzipiertes Lehrerverhalten, Merkmale der Lernumwelt und subjektive Befindlichkeitsmaße erfasst. Die erste Messung erfolgte im Oktober 1983, die zweite im Februar 1984. Es wurde davon ausgegangen, dass die Gesamtheit der Unterrichtshandlungen des Lehrers einen wesentlichen Beitrag zum Unterrichtsklima innerhalb einer Klasse darstellt. Als erstes wurden drei latente Variablen festgelegt: Merkmale des Lehrerverhaltens, Klassenklima und Befindlichkeit von Schülern. Der wichtigste Befund dieser Studie war, dass Lehrermerkmale einen indirekten Einfluss auf Schülermerkmale haben. Folglich nehmen objektive und subjektive Lernumweltmerkmale einen wichtigen Platz in der Persönlichkeitsentwicklung ein (vgl. Pekrun & Fend 1991).

Die Lernumweltmerkmale will ich nun gleich aufgreifen Lernumwelt bezeichnet eine Konstellation von Rahmenbedingungen, die förderlich oder hinderlich auf Sozialisationsvorgänge einwirken.

Es sind objektive Umweltmerkmale, etwa wie Lehrerverhalten, räumliche Umgebung, soziale Zusammensetzung von Klassen, die subjektive Wahrnehmungen, wie erlebter Leistungs- und Konkurrenzdruck, Empfindungen sozialer Zuwendung oder Anonymität, hervorrufen können.

Ein weiteres Mal war Heidelberg der Ort einer Fragebogenaktion. 1993, von der Pädagogischen Hochschule entwickelt, sollten demographische Angaben zu Lehrern, Schülern, Einzugsgebiete, schulische Bedingungen und Fragen zu Häufigkeit und Intensität von Gewalt und Vandalismus erforscht werden. Nach dem Zufallsverfahren wählte man 12 Schulen (Grund-, Haupt-, Real-, und Förderschulen).

Von insgesamt 83 Lehrern waren nur 2 im Alter bis zu 30 Jahren, der überwiegende Teil (52) im Alter von 41-50 Jahren. - Hier wird deutlich, der verschwindend geringe Anteil an jungen Lehrern. Doch neigen nicht gerade die Lehrer mit vielen Jahren Berufstätigkeit immer mehr zur Routine sowie zur Minimierung von Aufwand und Lerninvestition? Wenn es zu Reformen im Schulwesen, angesichts der bisher betrachteten oder noch folgenden Studien, kommen soll, sind engagierte Lehrer mit Kraft und Lust im Beruf, notwendig. -

Als Vergleich wurde eine Studie „Gewalt an Schulen Schleswig – Holsteins" von Ferstl, Niebel und Hanewinkel aus dem Jahr 1993 herangezogen. Es gab zwar unterschiedliche Fragestellungen, aber dennoch ließen sich einheitliche Tendenzen erkennen (vgl. Wölfling 1994: 218 ff.). Bei beiden Untersuchungen lag die psychische Gewalt in Form von verletzender Kritik deutlich an der Spitze. Weiterhin auffällig, dass Art und Häufigkeit von Gewalt offensichtlich vom Schultyp abhängig sind.

Es ergab sich folgende Rangordnung: 1. Förderschule, 2. Grund- und Hauptschule, 3. Realschule, 4. Hauptschule/ Gymnasium. Ebenfalls gab es Hinweise auf einen Zusammenhang von verbalen Gewaltattacken und sozialen Brennpunkten, sowie zwischen spezifischen Formen körperlicher Gewalt, Schultyp und dem jeweiligen Einzugsbereich. Im Lehrerurteil waren Schüler aus sozial schwachen Familien, überalterte Schüler (Klassenwiederholer) und leistungsschwache Schüler „anfälliger" für Gewalt als Andere.

Weitere Untersuchungen zur Abhängigkeit von Gewalt zum Schultyp nahmen Fuchs u. a. bei der Eichstätter Studie (genauere Daten zur Studie im weiteren Verlauf) vor. Sie vermuten, dass der Effekt von sozialen Konflikten in der Hauptschule größer ist, als in den restlichen

Schultypen. Mit steigendem Bildungsniveau, sinkt die Gewalthäufigkeit, wobei am Gymnasium die niedrigsten Zahlen zu verzeichnen sind. (vgl. Fuchs u.a. 2001: 349)

Nun einige Ausführen von gewalttätigem Handeln der Schüler gegenüber den Lehrern. Sehr ausführlich beschäftigten sich Fuchs u. a. in einer Längsschnittuntersuchung über dieses Thema. Die beiden Zeitmesspunkte waren die Jahre 1994 und 1999. An der Fragebogenaktion nahmen allgemeinbildende Schulen und Berufsschulen (außer Grund-, Sonder-, Privatschulen) des Bundeslandes Bayern teil. 200 Schulen wurden als Stichprobe gezogen, wobei es sich um die Jahrgangsstufe 5 – 13 handelte. Befragt wurden sowohl Lehrer als auch Schüler. Finanzielle Unterstützung leistete unter anderem die Katholische Universität Eichstätt, darum ist die empirische Untersuchung besser bekannt unter dem Namen Eichstätter Studie (vgl. Fuchs u.a. 2001: 54 ff.).

Man teilte den Begriff Gewalt in vier Kategorien ein: physische, psychische, verbale Gewalt und Gewalt gegen Sachen. Allgemein nahmen im Zeitverlauf die Gewalthandlungen von Schülern gegen Lehrer ab. „Die häufigste Gewaltanwendung der Schüler gegen ihre Lehrer im Jahre 1999 war der „grobe Unfug". Etwa jeder 12. (8,4% (349)) gab an, einem Lehrer die Luft aus dem Reifen gelassen zu haben. den Reifen zu zerstochen, war etwa jeder 25. Schüler beteiligt (4,1% (172)). physischer Gewalt gegen Lehrer: 3,4% (142) hatten nach eigner Aussage im laufenden Schuljahr bereits einen Lehrer geschlagen und etwa jeder 33. (3% (125)) bedrohte einen Lehrer, um ihn zu etwas zu zwingen, was der Schüler wollte" (Fuchs u.a. 2001: 136).

Bezeichnend dafür auch die Aussagen der Lehrkräfte. Sie wurden dazu befragt, ob sie selber im laufenden Schuljahr bereits Opfer von Gewalthandlungen geworden sind und ob sie von Kollegen Annäherndes wissen. Folgende Aufteilungen nahm man vor: durch Waffe verletzt, mit Waffe bedroht, zu Boden geschlagen, Ohrfeige, Taschendiebstahl, bedroht, sexuell belästigt, Diebstahl aus Pkw, Fahrrad gestohlen, Geld gestohlen, Pkw beschädigt, Beleidigung. Am häufigsten gaben Lehrer an, angeschrieen oder/und beleidigt worden zu sein (~10% - im Zeitverlauf unverändert). An zweiter Stelle, mit Sachbeschädigung konfrontiert und eigenen Pkw beschädigt zu haben, berichteten ~4%. Als Nächstes folgte der Gelddiebstahl, welcher von 1994 (2,5%) auf 1999 (0,6%) sank. Nötigungen, wie bedroht werden und sexuelle Belästigungen blieben etwa gleich, unter 0,5%.

Etwas anders die Prozentzahlen, wo Lehrer von Kollegen wussten, das diese Gewalt erfahren haben. Meines Erachtens, eher manchmal auch ein Selbstportrait.

Eindeutig zugenommen haben die Beleidigungen von Schülern, die von 8,3% (1994) auf 12,9% (1999) gestiegen sind. Ebenfalls deutlich zugenommen, die Beschädigung des Pkw, von 5,9% auf 8,8%. Alle anderen Zahlen weisen im Zeitverlauf keine großen Veränderungen auf (Beispiel: zu Boden geschlagen von 0,3% auf 0,1% und Ohrfeige/ Fausthieb von 1,3% auf 1,1%).

Nach eigenen Aussagen der Schüler, finden ~ 24% die Regeln der Erwachsenen schlecht und werden sich auch nicht daran halten und denken ~13%, dass blutig endende Prügeleien normal sind.

Wieder aufnehmen möchte ich noch mal die vergleichende Schüler- und Lehrerbefragung aus dem Jahre 1995/1996, speziell die wahrgenommenen Aggressionen von Lehrern. Genauso findet man auch hier Aufteilungen in verschiedene Gruppen, wie verbale und härtere Aggression. Zur verbalen Aggression (Lehrereigentum entwendet oder beschädigt zu haben) äußerten sich in Hessen 2,5% der Schüler, dies mehrmals im Monat, 1,1% mehrmals wöchentlich und 1,5% fast täglich zu tun. Im Vergleich Sachsen: 0,7% mehrmals im Monat, 0,8% mehrmals wöchentlich und 1,3% fast täglich. Die härteren Aggressionen zergliederte man zusätzlich in Lehrer körperlich bedroht zu haben, Telefonterror gegen Lehrer durchgeführt zu haben und Lehrer in deren Gegenwart beschimpft oder beleidigt zu haben. Zum Telefonterror und körperlichen Bedrohung hielten sich die Werte unter 3% in Hessen und unter 2% in Sachsen. Anders hingegen die Zahlen zu Beschimpfung und Beleidigung der Lehrer. Diese lagen enorm höher, genauer gesagt in Hessen tun dies täglich ~8%, mehrmals monatlich ~10%, in Sachsen täglich 13 % und mehrmals im Monat ~8% (vgl. Holtappels u. a. 1999: 111).

Einige andere Überlegungen beschäftigen sich mit Etikettierungsprozessen in der Schule. Es geht dabei um Schüler, die durch unterschiedliche Begebenheiten, entweder im schulischen oder außerschulischen Bereich, in irgendeiner Weise negativ aufgefallen sind, als Störenfriede oder Außenseiter abgestempelt werden. Erwartungshaltungen seitens der Lehrer oder Mitschüler, Beziehungsstrukturen untereinander und die Einhaltung von Regeln spielen dabei eine wichtige Rolle (vgl. Schweer 2000: 232 ff.). Wie schon festgestellt, ist ein gewisses Maß an abweichendem Verhalten, wenn man an die Bewältigung von Entwicklungsaufgaben in dieser Zeitspanne denkt, als normal einzustufen. Deshalb können solche Etikettierungen von zentraler Bedeutung für den Jugendlichen werden. Von den Etikettierten wird jetzt erwartet, dass sie sich vergleichbar abweichend verhalten. Lehrer könnten so, andere gegenteilige Verhaltensweisen, nicht wahrnehmen oder diese uminterpretieren, um eine Bestätigung ihrer Typisierung zu erhalten. Über diesen Schüler wird nun besonders gewacht, er ist im stärkeren Maß Verdächtigungen ausgesetzt, er wird stärker kontrolliert und ihm wird weniger gestattet als Anderen. Bezüglich seiner sozialen Kontakte ist er isoliert und wird im Leistungsbereich benachteiligt. Im späteren Stadium der Etikettierung übernimmt der Schüler, die ihm zugeschriebene Rolle, was sich entsprechend auf seine Identitätsfindung und die weiteren Handlungsweisen auswirkt. Der Jugendliche versucht dieses Problem zu lösen, indem er seine abweichenden Handlungen verstärkt, in Form von Resignation, Ausweichen, Aggression oder Gewalt. Ein Beleg für den Lehrer und seine zuvor gefasste Meinung.

Empirische Daten dazu finden sich in einer Schülerbefragung (N=3540, Sekundarstufe I, 24 Schulen, 155 Schulklassen) im Land Hessen, durchgeführt im Rahmen eines Projektes der Universität Bielefeld (vgl. Schweer 2000: 236 ff.).

Schlussfolgernd wurde festgestellt, dass Etikettierungsprozesse und Gewaltverhalten in der Schule eng verknüpft sind, und die „Chance" zu den negativ Bewerteten zu gehören, dann besonders groß ist, wenn es sich um männliche Jugendliche, um Jugendliche aus der Arbeiterschaft oder um Jugendliche in Hauptschulen handelt. „...ungünstige Sozialisationseinflüsse: In der Familie werden sie besonders restriktiv behandelt und erhalten wenig Zuwendung, in der Schulklasse sind sie schlecht integriert, von Lehrkräften werden sie wenig akzeptiert, die Schule nehmen sie insgesamt als eine unangenehme soziale Umwelt wahr" (Schweer 2000: 253).

Ein anderer wichtiger Faktor, stellt die Leistungsbewertung dar, was ich hier aber nur am Rande anführen möchte, da eine genauere Betrachtung den Rahmen sprengen würde.
„...so zeigen sich Lehrer gegenüber guten Schülern häufig verständnisvoller und emotional zugewandter als gegenüber leistungsschwachen, auf die sie im Gegenteil meinen, verstärkt Druck ausüben zu müssen" (Pekrun & Fend 1991: 252).

Wenn das Verhältnis von Lehrern und Schülern entspannt ist, kann wohl davon ausgegangen werden, dass weniger Gewalt erzeugt wird, als wenn das Verhältnis gespannt ist.

Zu beachten ist sicherlich, dass es kein einseitiges Verhältnis, sondern eine Wechselbeziehung ist, die entscheidend durch die gegenseitige Wahrnehmung beeinflusst ist. Wahrnehmung wiederum wird beeinflusst durch Motive, Einstellungen und Erwartungen, die ein Produkt von Lernerfahrungen sind. Aufgrund dieser Erfahrungen bildet sich ein kognitives Modell, welches in ein vorhandenes Schema eingeordnet wird. All diese Prozesse laufen mehr oder weniger bewusst ab.

Ein Argument, in der Schule gewalttätig zu werden, ganz gleich ob Lehrer oder Schüler, könnte sein, sich vor selbst erfahrener Gewalt zu schützen oder dadurch erlittene Enttäuschung oder unter Umständen erlittenen Statusverlust ausgleichen zu wollen. Ein anderer Einflussfaktor, der in der Literatur des Öfteren angemerkt wird, sind Aggressions- und Gewalterfahrungen im Kontext der Familie. Über eigenes Erleben erlernen sie gewaltförmige Konfliktbewältigung. Unterstützend die Feststellung der Eichstätter Studie, dass Opfer von Gewalt auch öfter Täter von Gewalt sind.

Jeder Jugendliche hat die Möglichkeit, aggressiv zu sein. Wie es aber ausgelebt wird, hängt davon ab, inwieweit aggressives Verhalten durch bestimmte Umwelt- und Lebensbedingungen gewünscht wird. Ebenfalls hängt es davon ab, ob durch bestimmte Einflüsse, aggressives Verhalten gehemmt oder überflüssig gemacht wird, beispielsweise aufgrund positiver Lebensbedingungen oder Aggressionsalternativen.

Beim in der Presse und dem Medien viel zitiertem Anstieg der Gewalthandlungen Jugendlicher in den letzten Jahren, ist es notwendig, eine wichtige Aspekte in Betracht zu ziehen. Viele Daten stammen aus den Unterlagen der polizeilichen Kriminalstatistik, bei denen, lt. Aussagen der Kriminalbeamten, nicht immer eindeutig nachweisbar ist, wer Opfer und wer Täter ist. Denn die polizeiliche Erfassung unterliegt anderen Kriterien und lässt eine eindeutige Differenzierung nicht zu. Allgemein stellt die Kriminalstatistik fest, dass Jugendkriminalität im Überblick, nicht explosiv gestiegen ist, sondern prozentual mit der Anzahl der Gesamttatverdächtigen steigt (vgl. Wölfing 1994: 291ff.).

Ebenso könnten veränderte Meldepraktiken verantwortlich gemacht werden, wenn man die gestiegenen Meldungen der Unfallversicherungsträger erklären will. Vielleicht sind die Menschen aufgrund zahlreicher Mediendarstellungen sensibler und empfindlicher geworden, im Umgang mit Gewalt.

Noch einmal der Hinweis auf die Objektivität solcher Studien. In Befragungen, wo Schüler selbst über ihre Gewalthandlungen und Aggressionsmuster Auskunft geben müssen, wo Lehrer als Opfer dargestellt werden, erscheint mir das Bild etwas verzerrt. Wichtiger wäre es, festzustellen, welche Handlungen dem Ausüben von Aggression und Gewalt vorausgehen.

5. Aggressionen und Gewalt in der Schule – Funktionen in der Identitätsentwicklung im Jugendalter

Viele Dinge, an die man sich nach vielen Jahren noch erinnert und somit zum Bestandteil der eigenen Biographie werden, sind die Geschehnisse der Schulzeit. Im Vordergrund stehen vor allem positive oder auch negative Erfahrungen mit Lehrern, denn sie sind Schicksal – man kann sie sich nur selten aussuchen. Meist sind es Beispiele, wo die Macht der Lehrer besonders gespürt bzw. deutlich geworden ist. Auf der Schiene von Leistungserbringung werden Empfindungen, wie Selbstbewusstsein, Schuldgefühle, Eifersucht, Verzweiflungen und Identifikationen spürbar.

Identitätsentwicklung, individuelles Handeln und die Einzigartigkeit eines Jeden selbst, stellt einen stetig bedeutenderen Teil in unserer Gesellschaft dar. Selbstdarstelllungen („Wer nicht wahrgenommen wird, ist Nichts") und gesellschaftliche Eingebundenheit erfolgen beispielsweise in der Schule über kognitive und sprachliche Fähigkeiten oder Attraktivität. Sie können aber gleichfalls über Demonstration von Kraft und Stärke, sowohl verbal, als auch körperlich, in Form von Aggression und Gewalt auftreten.

Aggressionen sind, biologisch gesehen, für den Menschen normal; er braucht sie, um sich zu wehren, sich zu behaupten und sich durchzusetzen. Abweichendes Verhalten im Kindesalter wird zwar von der Umwelt nicht toleriert, aber trotzdem eine gewisse Art von Verständnis entgegengebracht. Bestehende Werte und Normen der Gesellschaft haben Jugendliche nur zum Teil verinnerlicht, sie sind erst auf dem Weg, eine stabile Identität zu entwickeln. Ihnen wird aber öfter aufgedrungen, dass abweichende Verhaltensweisen, Ausdruck von Protest, Auflehnung, Missachtung oder Widerstand sind. Gewalt und Aggressionen sind also zu einem gewissen Grad entwicklungsbedingt, jedoch kann man das nicht verallgemeinern und als Verhaltensmerkmal auf alle Jugendlichen übertragen.

Jedoch sind es ja eigentlich nicht die Jugendlichen, die als auffällig oder gewalttätig definiert werden sollten, sondern es sind bestimmte Handlungen in Situationen oder Interaktionen zu betrachten. Aggressives oder gewalttätiges Handeln ist auch eine Form, in der sich Schüler versuchen auszudrücken. Sie können sich überfordert fühlen, mit dem Lernstoff nicht nachkommen, möglich, dass sie mit der Arbeitsweise der Lehrer nicht klar kommen oder sie wollen sich nicht die Blöße des Versagens vor Mitschülern geben. Mit dem aggressiven Verhalten lenkt der Schüler praktisch von seiner Unsicherheit ab. Man könnte sein Handeln als Technik zur Schulalltagsbewältigung sehen. Der Jugendliche versucht in Problemsituationen zu reagieren, eine Gelegenheit, Probleme zu lösen.

Die Schule ist für die Entwicklung des Jugendlichen ein unentbehrliches Feld, um für das spätere Leben zu lernen. An diesem Ort werden Leistungsmöglichkeiten entfaltet und es müssen ständig Aufgaben bewältigt werden.

Wie schon im Kapitel vier angemerkt, finden Etikettierungsprozesse in der Schule statt. „Abweichende" Identität eines gewalttätig Handelnden entsteht dadurch, dass Rollenerwartungen in Interaktionen stetig verstärkt werden, dass Schüler sich dadurch gezwungen sehen, solche Identität zu übernehmen, weil ihnen keine andere Rolle zugestanden wird. Sie erhalten faktisch eine neue soziale Rolle.

Aktive Auseinandersetzung mit Aggressionen und Gewalt in der Schule, möchte ich auch als Chance bezeichnen, um das Sozialverhalten von Lehrern und Schülern zu verbessern. Letztlich können alle davon profitieren, im Besonderen natürlich die Jugendlichen. Deshalb sollten Formen von Aggression und Gewalt als Anlass genommen werden, geeignete Strategien zu entwerfen, um Konflikte zu lösen, Verhaltensnormen erarbeiten, trainieren und diese dann einzuhalten. Wenn wir uns vor Augen halten, dass sowohl bei Lehrern als auch bei Schülern die Liste der Formen von Aggression und Gewalt, die Beleidigungen weit oben stehen, könnten an dieser Stelle gute Ansatzpunkte für bessere Kooperation liegen. Weder Schüler noch Lehrer möchten gern beleidigt werden, tun dies aber dem Anderen gegenüber, bewusst oder auch unbewusst. Deshalb sollten Lehrer Jugendliche unterstützen, nicht einen Weg vorzeichnen, dennoch immer eingreifen, wenn sie Hilfe benötigen.

Die Leistungserbringung ist ein wichtiger Bereich in der Schule, aber eben nur ein ausschnitthafter Bereich der Lebensbewältigung. Der heranwachsende Mensch sollte darum stets in seiner Ganzheitlichkeit betrachtet werden.

Literaturverzeichnis

Fend, H. (1990). Vom Kind zum Jugendlichen. Der Übergang und seine Risiken. Entwicklungspsychologie der Adoleszenz in der Moderne. Band I. Bern; Stuttgart; Toronto: Huber.

Fend, H. (1997). Der Umgang mit der Schule in der Adoleszenz. Aufbau und Verlust von Lernmotivation Selbstachtung und Empathie. Entwicklungspsychologie der Adoleszenz in der Moderne. Band IV. Bern: Huber.

Fuchs, M.; Lamnek, S.; Luedtke, J. (2001). Tatort Schule: Gewalt an Schulen 1994-1999. Opladen: Leske + Budrich.

Hornstein, W. (1981). Ungünstige Lebensverhältnisse und Schulversagen. München: Deutsches Jugendinstitut.

Holtappels, H. G.; Heitmeyer, W.; Melzer, W.; Tillmann, K.-J. (Hrsg.)(1999). Forschung über Gewalt an Schulen. (2. korr. Auflage).Weinheim und München: Juventa.

Jerusalem, M. & Pekrun, R. (Hrsg.)(1999). Emotion, Motivation und Leistung. Göttingen, Bern, Toronto, Seattle: Hogrefe.

Nickel, H. u. a. (1993). Psychologie der Entwicklung und Erziehung. Zwanzig Jahre empirische Forschung unter ökopsychologischer Perspektive. Pfaffenweiler: Centaurus.

Neubauer, W. F.; Gampe, H.; Knapp, R. (1992). Konflikte in der Schule. Möglichkeit und Grenzen kooperativer Entscheidungsfindung. (4., vollständig überarbeitete Auflage). Neuwied, Kriftel, Berlin: Luchterhand.

Oerter, R. & Montana, L. (Hrsg.)(1995). Entwicklungspsychologie. (3., vollständig überarbeitete Auflage). Weinheim: Psychologie Verlags Union.

Pekrun, R. & Fend, H. (Hrsg.)(1991). Schule und Persönlichkeitsentwicklung. Ein Resümee der Längsschnittforschung. In K. A. Schneewind; L. A. Vaskovics; G. Wurzbacher (Hrsg.). Der Mensch als soziales und personales Wesen. Stuttgart: Enke.

Schmitt, P.(1999). Zwischen Macht und Ohnmacht. In: Der Stern. Ausgabe 47/99, Seite 22.

Schweer, M. K. W. (Hrsg.)(2000). Lehrer-Schüler-Interaktionen. Pädagogisch-psychologische Aspekte des Lehrens und Lernens in der Schule. In F. Hamburger; M. Horstkemper; W. Melzer; K.-J. Tillmann (Hrsg.), Reihe Schule und Gesellschaft. Band 24. Opladen: Leske + Budrich.

Spanhel, D. & Hüber, H.-G. (1995). Lehrersein heute- berufliche Belastungen und Wege zu deren Bewältigung. Bad Heilbrunn/Obb.: Klinkhart.

Struck, P. & Würtl, I. (1999). Vom Pauker zum Coach. Der Lehrer der Zukunft. München, Wien: Carl Hanser.

Tücke, M. (1999). Entwicklungspsychologie des Kindes- und Jugendalters für (zukünftige) Lehrer. Münster: LIT.

Ulich, K. (1996). Beruf: Lehrer/in. Arbeitsbelastungen, Beziehungskonflikte, Zufriedenheit. Weinheim und Basel: Beltz.

Wölfing, W. (Hrsg.)(1994). Was ist nur mit unserer Jugend los? Heranwachsen unter Widersprüchen in der Bundesrepublik Deutschland. In Schriftenreihe der Pädagogischen Hochschule Heidelberg, Institut für Weiterbildung. Kontakt Band 18. Weinheim: Deutscher Studien Verlag.

Zenz, H.; Hrabal, V.; Marschall, P. (1992). Entwicklungsdruck und Erziehungslast. Psychische, soziale und biologische Quellen des beeinträchtigten Wohlgefühls bei Schülerinnen und Schülern in der Pubertät. Göttingen: Hogrefe.